INFLUENCE DE L'UTÉRUS

SUR LA VESSIE

EN DEHORS DES NÉOPLASMES ET DE L'ÉTAT PUERPÉRAL

PAR

Le Dʳ A. VERGELY

EX-INTERNE DES HÔPITAUX ET DE LA MATERNITÉ DE BORDEAUX
LAURÉAT DES HÔPITAUX
LAURÉAT DE LA FACULTÉ DE BORDEAUX (PRIX DU CONSEIL GÉNÉRAL)
MEMBRE DE LA SOCIÉTÉ D'ANATOMIE ET DE PHYSIOLOGIE DE BORDEAUX

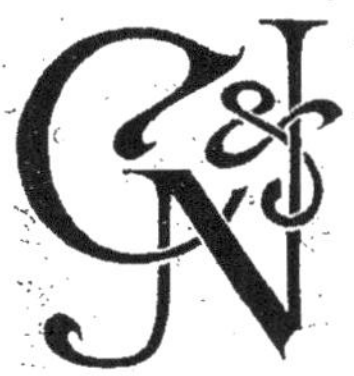

PARIS

GEORGES CARRÉ ET C. NAUD, ÉDITEURS

3, RUE RACINE, 3

1900

INFLUENCE DE L'UTÉRUS

SUR LA VESSIE

EN DEHORS DES NÉOPLASMES ET DE L'ÉTAT PUERPÉRAL

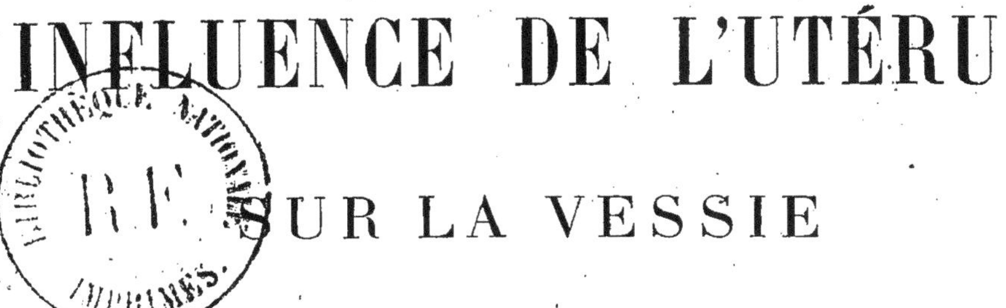

PAR

Le Dr A. VERGELY

EX-INTERNE DES HÔPITAUX ET DE LA MATERNITÉ DE BORDEAUX
LAURÉAT DES HÔPITAUX
LAURÉAT DE LA FACULTÉ DE BORDEAUX (PRIX DU CONSEIL GÉNÉRAL)
MEMBRE DE LA SOCIÉTÉ D'ANATOMIE ET DE PHYSIOLOGIE DE BORDEAUX

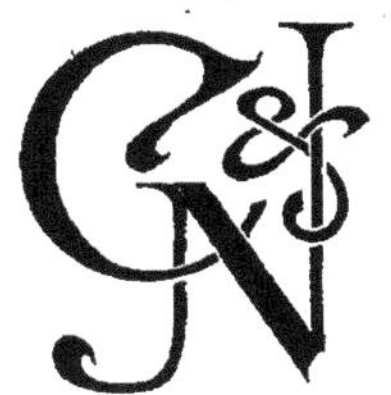

PARIS

GEORGES CARRÉ ET C. NAUD, ÉDITEURS
3, RUE RACINE, 3

1900

A LA MÉMOIRE DE MON GRAND-ONCLE

LE DOCTEUR CH. LEVIEUX

ANCIEN VICE-PRÉSIDENT DE LA COMMISSION ADMINISTRATIVE DES HOSPICES CIVILS
DE BORDEAUX
ANCIEN MÉDECIN DES HOPITAUX DE BORDEAUX
OFFICIER DE LA LÉGION D'HONNEUR.

Hommage à son grand cœur et à son inépuisable charité.

A MON GRAND-PÈRE

LE DOCTEUR C. HIRIGOYEN

CHIRURGIEN HONORAIRE DES HOPITAUX DE BORDEAUX.

Le modèle des travailleurs désintéressés.

A MON PÈRE

LE DOCTEUR G. VERGELY

PROFESSEUR A LA FACULTÉ DE MÉDECINE DE BORDEAUX
MÉDECIN HONORAIRE DES HOPITAUX
MEMBRE CORRESPONDANT DE L'ACADÉMIE DE MÉDECINE
CHEVALIER DE LA LÉGION D'HONNEUR.

Mon premier maître dans les hôpitaux et mon meilleur ami.

A MES DEUX FRÈRES

Gage d'indissoluble union.

A MON PRÉSIDENT DE THÈSE

M. LE PROFESSEUR GUYON

CHIRURGIEN DE L'HOPITAL NECKER
MEMBRE DE L'ACADÉMIE DE MÉDECINE
MEMBRE DE L'INSTITUT
OFFICIER DE LA LÉGION D'HONNEUR.

Qui a su, par l'élévation de son enseignement et par sa bienveillance,

fonder la brillante école de « Necker ».

AVANT-PROPOS

Je dédie ma thèse à mes amis, non que je la considère comme une œuvre digne d'eux, mais parce qu'il m'en coûterait d'écrire quelques lignes sans que les premières fussent pour les assurer de mon inaltérable affection. Puissé-je ne jamais les perdre, car je n'en trouverai pas de plus courageux et de plus sûrs !

Parmi mes maîtres des hôpitaux de Bordeaux, je garde un souvenir précieux de M. le Pr Pitres, dont la science et la faculté d'observation si précise et si profonde ont été pour moi un merveilleux exemple et qui a bien voulu m'honorer de son amitié et me donner maintes preuves de sa grande bienveillance.

M. le Pr Demons, dont l'expérience chirurgicale et l'habileté opératoire sont bien au-dessus de mes éloges et qui, pendant deux années, a été pour moi un maître des plus indulgents.

M. le Dr Monod, chirurgien des Hôpitaux, qui, pendant mon internat à l'hôpital des Enfants, m'a honoré de sa confiance et de sa sympathie et dont j'estime hautement la droiture et la bonté.

M. le Pʳ agrégé Rondot, dont j'ai pu, en qualité d'interne provisoire, apprécier la grande finesse de vues et d'observation.

Mon oncle, M. le Dʳ L. Hirigoyen, chirurgien accoucheur à la Maternité de Pellegrin, dont les événements m'ont trop brusquement séparé pour que je puisse profiter de son enseignement aussi longtemps que je l'aurais désiré.

Enfin mon maître et ami M. le Dʳ Chavannaz, professeur agrégé, chirurgien des Hôpitaux, qui, en outre des grands services qu'il m'a rendus, m'a fait profiter de ses connaissances médicales et de sa clarté d'exposition en me préparant à l'internat avec la plus grande patience et le plus entier dévouement.

Je veux aussi remercier ceux qui, à mon arrivée à Paris, m'ont reçu avec bienveillance :

M. le Pʳ agrégé Albarran, chirurgien à l'hôpital Necker, qui a bien voulu me guider dans la confection de cette thèse ;

M. le Dʳ Doyen, qui m'a permis de venir à ses séances opératoires et de profiter de sa méthode ;

M. le Dʳ Delaunay, chirurgien en chef de l'hôpital Péan, qui m'a autorisé à l'assister dans ses opérations et ses consultations, me laissant ainsi bénéficier des instructions d'une si grande école chirurgicale ;

Tous ceux enfin parents ou amis, qui, dans le monde médical ou en dehors de lui, me reçoivent avec la plus grande cordialité.

INTRODUCTION

———

C'est une des questions les plus intéressantes et les plus vastes de la gynécologie que les troubles fonctionnels ou organiques qui peuvent atteindre la vessie dans les maladies néoplasiques de l'utérus. Dans les fibromes, dans les gros polypes fibreux (1) : dysurie, hématurie, rétention, incontinence, cystite, gangrène, rupture de la vessie ; dans le cancer : cystites, envahissement de la vessie, fistules vésico-utérines, etc... L'état puerpéral, grossesse (intra ou extra-utérine), accouchement et suites de couches donnent aussi naissance aux accidents les plus nombreux, les plus variés et les plus graves du côté du réservoir de l'urine ; mais à cause même du grand intérèt de la question, de trop nombreux auteurs s'y sont attachés pour qu'on puisse, non seulement en faire une étude vraiment nouvelle, mais encore réunir en un seul faisceau

———

(1) Nous venons d'observer à l'hôpital Péan un cas fort intéressant d'incontinence absolue survenue peu à peu depuis trois mois chez une femme qui avait un très volumineux polype utérin. L'ablation du polype a guéri l'incontinence.

les travaux épars ; cette revue générale est faite pour les tumeurs dans les principaux traités didactiques et pour l'état puerpéral par plusieurs auteurs tels que Hornez (1), etc.

Il y aurait peut-être davantage à écrire sur les troubles apportés à la vessie par les diverses opérations pratiquées sur l'utérus ; par les maladies des annexes et les inflammations du petit bassin (pelvipéritonite, hématocèle périutérine, suppurations pelviennes d'origine diverse, etc...) toutes affections dans lesquelles la matrice intervient d'ailleurs souvent comme cause première.

Mais nous n'envisagerons ici que l'influence que peuvent avoir sur la pathologie vésicale l'utérus sain et ses affections légères, non néoplasiques, justiciables en général d'un traitement moins radical que l'hystérectomie.

Il suffit d'ailleurs de réfléchir à la position réciproque de l'utérus et de la vessie pour comprendre combien ces deux organes sont solidaires l'un de l'autre.

Placés tous deux sous la séreuse péritonéale au fond du petit bassin, dans la même atmosphère celluleuse, séparés en bas par une mince cloison, communiquant au niveau de la vulve par le vagin et l'urètre, ils sont irrigués en partie par les mêmes branches de l'hypogastrique, et, circonstance plus importante encore, ils possèdent en commun de chaque côté du col utérin un plexus veineux très développé que Gillette a décrit dès 1869. Enfin, le plexus hypogastrique leur apporte la même innervation symphatique et les troisième et qua-

____

(1) Hornez, *Th.* de Lille, 1897.

trième paires sacrées les relient au même point de la moelle rachidienne,

On peut voir par là avec quelle facilité les infections, les actions réflexes parties de l'utérus retentiront sur la vessie.

Mais en outre il faut remarquer que l'utérus étant plus épais, plus lourd, plus dur que la vessie la comprimera et arrêtera facilement le mouvement d'expansion qui lui est nécessaire pour remplir son rôle de réservoir; cette gêne sera d'autant plus grande que l'inflammation aura augmenté le poids de l'organe ou aura fixé en avant telle ou telle partie de l'axe utérin, le corps ou le col; et sans considérer comme Dacheux « chaque être comme étant essentiellement et avant tout son système génital » et « la matrice comme la sphère centrale autour de laquelle gravitent tous les autres appareils » on est forcé de convenir que l'utérus a une véritable prépondérance sur la vessie et on comprend dès lors que Barnes ait pu dire très justement: « L'étude clinique des symptômes vésicaux chez la femme est le plus souvent du domaine de la gynécologie ».

HISTORIQUE

Pendant fort longtemps, les maladies de la vessie ont été étudiées exclusivement chez l'homme et à peu près complètement ignorées chez la femme. Ce fait étrange trouve son explication dans cette phrase de Civiale écrite en 1860 : « La plupart des femmes ne se soumettent qu'à la dernière extrémité aux investigations locales et quelques-unes même gardent un silence obstiné sur les souffrances qu'elles éprouvent du côté de l'appareil génito-urinaire ».

Depuis que les chirurgiens, étant devenus plus exigeants pour l'exploration des parties malades, les femmes ont pour la plupart abandonné cette fausse pudeur qui consiste à cacher ses infirmités, on est arrivé à bien connaître les affections de la vessie chez la femme et on a pu se convaincre ainsi que si les causes en sont différentes dans les deux sexes, ces maladies sont cependant à peu près aussi fréquentes chez la femme que chez l'homme, contrairement à l'opinion ancienne qui les donnait comme beaucoup plus rares.

Sur la question particulière qui nous occupe peu de travaux ont été publiés.

En feuilletant dans les auteurs du siècle dernier on ne trouve que des idées tellement éloignées de nos notions actuelles que cette lecture n'offre guère qu'un intérêt archaïque.

Le premier qui paraît s'être douté de l'influence de l'utérus sur la vessie est Thaler, élève de l'École de Strasbourg, qui écrivait en 1822 : « On conçoit que le rectum ou la matrice étant le siège d'une inflammation, celle-ci occasionne un catarrhe vésical, » et plus loin : « Au reste, le traitement doit être modifié suivant les causes qui ont donné naissance au catarrhe vésical : s'il y a suppression de quelque évacuation sanguine périodique, comme les menstrues, les hémorroïdes, on cherchera à les rappeler par des sangsues à la vulve ou à l'anus (1). » Leroy d'Étiolles disait en 1825 : « Toutes les fois qu'on trouve les symptômes de la pierre chez une femme dont la vessie ne contient pas de pierre il faut examiner la position de l'utérus » (2). On voit que toutes ces affirmations sont assez vagues et à quel niveau sont les idées de l'époque au sujet de l'influence des règles et des inflammations utérines sur la vessie.

Peu de temps après, J.-P. Frank de Pavie, dont l'autorité était reconnue dans toute l'Europe, s'exprime de la façon suivante : « L'affection de la face postérieure de la vessie produit chez les jeunes femmes de légers

----

(1) THALER. Dissertation sur le catarrhe de la vessie. *Thèse*, Strasbourg, 1822.

(2) LEROY D'ÉTIOLLES. Exposé des divers procédés employés jusqu'à ce jour pour guérir la pierre sans avoir recours à l'opération de la taille. Paris, 1825.

symptômes de métrite » (1). Quant à l'action inverse, il n'en est pas question.

En 1835 Laugier écrit à l'article « Cystite » du dictionnaire en 30 volumes : « La cystite générale peut, par voie de continuité ou de contiguïté être produite, par les progrès d'une inflammation qui a primitivement frappé le péritoine, la matrice, le rectum..... »

En 1846, à l'article « Utérus », il exprime encore à propos de la métrite chronique quelques idées peut-être un peu simplistes au sujet des rapports pathologiques de la vessie et de l'utérus : « Si la lésion occupe la paroi antérieure, ce sont le ténesme vésical et les difficultés d'uriner qui prédominent; les douleurs au contraire se font spécialement sentir à la région sacrée et pendant la défécation, lorsque l'inflammation est bornée à la paroi postérieure. Enfin c'est principalement dans l'afffection des parties latérales de la matrice que l'on observe les douleurs dans les aines et dans les cuisses ». Dans d'autres passages Laugier montre qu'il avait bien compris l'influence des règles sur certains troubles vésicaux, et la thèse de son élève Bernadet en fait foi.

Après 1850 un grand progrès est marqué par l'œuvre considérable de Civiale : « Chez les femmes, les névralgies du col vésical sont souvent les conséquences des maladies du col de la matrice avec lesquelles on les confond..... » (2), et l'auteur donne des observations intéressantes à cet égard. Dans le tome III, page 340, nous

---

(1) OEuvres de Frank. Traduction Goudareau, 1842.

(2) Civiale. Traité pratique sur les maladies des organes génito-urinaires. Paris, Baillière, 1858, t. II, p. 63.

trouvons : « Un fait digne d'être noté, c'est que parfois l'incontinence d'urine ne se montre qu'aux époques menstruelles. Elle précède alors et suit les règles pendant quelques jours. » Il cite ensuite des faits à l'appui de cette opinion et des cas d'hématuries supplémentaires dont nous parlerons plus loin.

En 1863 Niçoulau exprime le premier des idées nettes, mais il se contente de quelques mots à propos des complications de la métrite chronique : « Certaines malades sont parfois tourmentées par un fréquent besoin d'uriner : la miction est suivie de cuissons, de ténesme vésical. D'autres sont atteintes d'incontinence, quelques-unes de rétention qui est due soit à une paralysie symptomatique, soit à un obstacle mécanique (rétroversion), soit à un spasme du col. Tantôt les urines sont claires et abondantes, tantôt jumenteuses et rares, et ces deux phénomènes peuvent se succéder avec rapidité chez la même malade. »

En 1865 Bernadet écrit sous l'inspiration de son maître Laugier une thèse très documentée sur le catarrhe de la vessie chez les femmes réglées. En lisant ce travail on constate que l'auteur avait bien vu l'influence des règles sur la chronicité des cystites, mais non pas sur leur étiologie ; et bien qu'il n'en parle pas explicitement, il semble méconnaître les rapports qui lient les inflammations utérines et celles de la vessie.

Parmi les Anglais et les Américains, Churchill, dans son traité paru en 1866 (1), n'a que des notions fort

---

(1) FLETWOOD CHURCHILL. T. I. Traduction française. Paris, 1866.

incomplètes sur la question. Ajoutons même que, dans sa collaboration avec A. Leblond (1), qui n'est qu'une nouvelle édition de son premier ouvrage, il ne donne guère plus de renseignements sur l'influence de l'utérus sur la vessie, du moins en dehors des tumeurs et de la grossesse. Ce traité n'est même pas au courant de son époque, quant à ce point particulier.

De même Barnes (2) ne parle guère que de la compression mécanique de la vessie par l'utérus gravide et par les tumeurs. Bache Emmet, Mundé (3), Philipp (4), Lawrence (5) s'occupent exclusivement de l'utérus gravide. Cependant, ce dernier auteur relate chemin faisant un cas qui nous intéresse (6). Le seul Américain dont nous puissions tirer quelque enseignement est Upshur qui rapporte quelques exemples vraiment intéressants et dont nous reparlerons.

Les Allemands sont peu documentés sur le sujet ; c'est en vain qu'on feuillette Billroth (7), Winckel, Olshausen (8), Schultze (9) et les gynécologues les plus autorisés. Zuckerkandl (10) est un des rares qui en traite

---

(1) FLETWOOD CHURCHILL et A. LEBLOND. Traité pratique des maladies des femmes hors l'état de grossesse, pendant la grossesse et après l'accouchement, t. I. Paris, Baillière, 1881.

(2) BARNES. Affections of the bladder in their relation to uterine and periuterine diseases. *Lancet*, 1875, t. I, p. 5 et suiv.

(3) BACHE EMETT, MUNDÈ. *Amer. Journal of obst.*, 1876.

(4) PHILIPP. *Obstetrical transaction*, 1870.

(5) LAWRENCE. *Medical Times and Gazette*. London, 1878.

(6) LAWRENCE. *The obst. J. of Great Britain*, 1880, t. VIII, p. 210.

(7) BILLROTH. Krankheiten von Weiben.

(8) *Sammlung Klinischer Vorträge.*

(9) SCHULTZE. Traité des déviations utérines (trad. française).

(10) ZUCKERKANDL. *Wien med. Presse*, 1894.

une partie : la vessie irritable due aux lésions utérines.

En somme jusque-là aucun travail ni même un chapitre n'est consacré à cette question.

Ce sont les auteurs français qui l'ont les premiers entreprise.

En vue d'un concours pour le prix Duparcque, Boissard publie en 1883 une très intéressante étude sur les troubles de la miction liés à la menstruation, la grossesse, les tumeurs et les déplacements de l'utérus.

En 1893 Reymond étudie cliniquement et expérimentalement l'infection de la vessie par l'utérus à travers les parois de ces deux organes. A peu près à la même époque, Wreden, en Allemagne, arrive au même résultat par une méthode un peu différente.

Enfin tout récemment, en juillet 1897, M. Legueu a publié dans les *Annales génito-urinaires* une excellente étude sur les relations pathologiques entre l'appareil génital et l'appareil urinaire chez la femme. Mais l'auteur s'occupe surtout de la grossesse, des tumeurs et des maladies des annexes et de l'atmosphère péri-utérine ; et il ne pouvait en quelques pages développer beaucoup un aussi vaste sujet.

Le travail de M. Legueu a été à peu près intégralement reproduit dans son excellent traité de gynécologie publié en collaboration avec M. Labadie-Lagrave.

Ce sont surtout ces derniers travaux qui nous ont été utiles à consulter.

CHAPITRE PREMIER

Menstruation régulière. — Dysménorrée. — Ménopause. — Effets sur la vessie primitivement saine, sur la vessie malade.

Parce que la vessie ne se comporte pas exactement de la même façon chez la femme que chez l'homme, peut-on en induire que la situation de l'utérus derrière le réservoir urinaire en modifie le fonctionnement ? On ne peut évidemment éloigner *a priori* une pareille hypothèse, mais si l'on considère que chez la femme la couche musculaire de la vessie est plus faible, que le muscle bulbo-caverneux, devenu constricteur du vagin, n'est plus utile au col vésical, que le muscle de Wilson est insignifiant, et que surtout la prostate fait défaut ; si enfin on envisage autrement que comme un élément négligeable du problème la différence de vie sociale dans les deux sexes, on se rendra nécessairement compte que rien ne saurait être conclu de la seule présence de l'utérus.

Il n'en est pas de même de ses fonctions les plus normales, et c'est ici que nous entrons en plein dans notre sujet.

Encore aujourd'hui, quelques auteurs se refusent à croire qu'un acte physiologique comme la menstruation donne lieu à des troubles dans l'organisme lorsqu'il s'accomplit normalement. Nonobstant la parfaite organisation de la nature et la théorie des causes finales, il importe de s'en rapporter aux faits, et ils doivent ici entraîner complètement la conviction.

Si on prend un certain nombre de femmes au hasard dans une salle d'hôpital où elles sont entrées pour des motifs tout autres qu'une affection des voies urinaires, on est surpris d'apprendre, par un interrogatoire assez détaillé, qu'un grand nombre d'entre elles éprouve pendant les périodes cataméniales des troubles vésicaux dont la modalité et l'intensité sont fort variables. Chez la plupart, ces symptômes sont peu sensibles.

Parfois, simplement les besoins d'uriner se font sentir souvent et sont un peu plus impérieux.

Un degré de plus et, au lieu de s'accomplir sans douleur, à des intervalles éloignés, toutes les six heures le jour et pas du tout la nuit (pour fixer un chiffre), de n'exiger aucun effort et d'être suivie d'un léger soulagement, la miction devient plus fréquente, la femme est obligée de se lever pendant la nuit, la plénitude de la vessie donne dans le bassin une sensation de pesanteur pénible augmentée, ainsi que les besoins, par les mouvements et la marche. Cette gêne n'est pas facilement ni complètement dissipée par l'acte de la miction, car celui-ci exige lui-même un certain effort et s'accompagne d'une légère cuisson, d'une douleur qui persiste quelque peu, même après que la vessie est vidée. Ces femmes sont parmi les moins atteintes ; elles ne se plaignent pas et gardent pour elles ces petites misères qui les incommodent deux ou trois jours par mois. Sans affection vraie de la matrice, beaucoup d'entre elles ont cependant un utérus un peu gros, un peu congestionné, mal rétracté après un accouchement : *un utérus en subinvolution.* D'autres sont entièrement saines, parfois même vierges. C'est souvent à l'occasion de l'instauration des règles chez une enfant qui entre dans la puberté qu'on voit se produire ces légers désordres ; il faut, dans ce cas, aux actions congestives dont nous parlerons plus loin ajouter le léger trouble émotif que produit dans la vie d'une femme un pareil événement.

N'insistons pas sur ces épiphénomènes de la menstruation, qui sont trop répandus parmi les femmes et trop rapprochés de l'état normal pour comporter autre chose qu'un intérêt purement spéculatif.

Mais on peut observer des désordres plus importants, et Civiale nous enseigne qu' « un fait digne d'être noté c'est que parfois l'incontinence d'urine ne se montre qu'aux périodes menstruelles. Elle précède alors et suit les règles pendant quelques jours (1) ».

Si au moment d'une époque menstruelle il vient à se produire une cause extérieure telle qu'un refroidissement ou une vive émotion chez un sujet prédisposé, c'est alors qu'on voit apparaître des troubles variés : l'incontinence, la dysurie, la névralgie vésicale et même, dans de rares cas, la cystite. Les observations suivantes nous dispensent de détails :

Observation de Thaler (2)

Elisabeth Kohlmann, âgée de 23 ans, d'un tempérament sanguin et d'une constitution forte, entra dans une des salles de

---

(1) Civiale. T. III, p. 340.
(2) *Loc. cit.*

la clinique interne de la Faculté, le 26 décembre 1821, pour un catarrhe vésical causé par une suppression de transpiration et un arrêt momentané du flux menstruel.

L'invasion de cette maladie se déclara par des coliques, des douleurs vives dans la vessie qui se propageaient jusqu'aux reins ; par les envies fréquentes d'uriner ; par la fièvre qui dura plusieurs jours. Depuis six mois cette fille prenait des remèdes conseillés par différentes personnes étrangères à l'art de guérir et les douleurs qu'elle éprouva dès le début de la maladie étaient à peu près les mêmes lorsqu'elle se décida enfin à venir réclamer les secours de la médecine.

Le vagin et le col de la matrice partageant évidemment l'affection de la membrane muqueuse de la vessie, siège principal de la maladie, étaient très sensibles au toucher. Le cathétérisme fit reconnaître que la vessie elle-même était vaste et que sa membrane interne était irritée, la sonde causait en effet des douleurs assez vives ; les urines étaient troubles et déposaient un mucus abondant.

On débuta dans le traitement par les antiphlogistiques, les bains, les sangsues au périnée, les injections mucilagineuses dans le vagin, les boissons émollientes, l'eau de chaux et la semence de lycopode, recommandées par Hufeland dans la strangurie des enfants et employées avec un égal succès sur les adultes. Ces moyens firent disparaître en partie les douleurs et les principaux symptômes inflammatoires. On se servit également des rubéfians à la partie interne et supérieure des cuisses, mais tous ces moyens ne diminuèrent point la fréquence de l'émission des urines qui n'avaient point changé de caractère, et les douleurs de la vessie reparaissaient encore d'une manière périodique. Il y avait en effet, redoublement vers le soir : les urines devenaient brûlantes et plus abondantes, un malaise général, des pesanteurs dans les lombes se déclaraient.

L'usage du quinquina avec la magnésie continué pendant une quinzaine de jours calma successivement tous les symptômes de cette maladie. Un séjour de soixante-dix-huit jours à l'hôpital suffit pour guérir entièrement un catarrhe qui datait de près de neuf mois. Quoique chez cette fille les accidents aient été assez graves, il est probable que cette affection ne se serait pas terminée aussi heureusement et surtout en si peu de temps chez un homme.

Nous avons donné intégralement cette observation de Thaler parce qu'elle prête à la discussion. On pourrait objecter, en effet, que sa place est bien plutôt parmi les affections vésicales causées par la métrite que dans l'étude des troubles dus à la menstruation ; mais il convient de remarquer que, dans ce cas, c'est la congestion utérine intense consécutive à l'arrêt brusque des règles qui a causé à la fois une métrite et une cystite ; puisque la cystite s'est manifestée aussitôt, n'ayant pu être, par conséquent, causée par une métrite qui n'a, d'ailleurs, été constatée que six mois après et qui était probablement en incubation au moment où ont paru les premiers signes d'inflammation vésicale, c'est-à-dire immédiatement après le refroidissement. Ce qu'il faut donc retenir de cette observation, c'est que la cystite a été causée par l'arrêt brusque des règles et entretenue par la métrite.

Nous avons résumé les trois observations suivantes, qui offrent moins de prise à la critique.

OBSERVATION DE NICOLL (1)

Une jeune femme s'étant refroidie pendant la période cataméniale, commença à souffrir de fréquents et irrésistibles désirs de

---

(1) *Transac. of Soc. the obst. of N.-Y.*, 1880. Jenkins publie dans le même journal une observation analogue.

vider sa vessie. L'exploration de la vessie par le palper hypogastrique et le toucher vaginal était douloureuse; les urines
claires. Le cathétérisme ne révélait rien d'anormal, mais il était
douloureux. On posa le diagnostic de névralgie vésicale, et
la dilatation de l'urètre pratiquée régulièrement pendant quelques jours amena une guérison définitive.

Observation de Bernadet (1)

Une jeune femme s'étant refroidie en prenant un bain à la fin
de ses règles est prise presque aussitôt de frissons, puis de
besoins impérieux constituant une véritable incontinence. Faute
de soins, elle laisse se déclarer chez elle, une cystite assez
légère mais nécessitant néanmoins un séjour de plusieurs mois à
l'hôpital.

Observation de Civiale (2)

Chez une demoiselle de 25 ans les règles sont brusquement
supprimées à la suite de violents chagrins. Bientôt après elles
réapparaissent, mais en même temps se déclare une incontinence d'urine qui dure pendant trois ans. A ce moment elle
consulte Civiale qui lui fait subir un traitement par des injections,
des bains et des lavements froids, et diminue par un cathétérisme
bien fait l'irritabilité de l'urètre et du col vésical. La malade
guérit en deux mois.

Il faut rapprocher de ces arrêts brusques des règles :
la dysménorrée, les irrégularités, surtout les retards
dans l'écoulement sanguin, les tranchées utérines, les
ménorragies, car tous ces phénomènes s'accompagnent
d'une congestion utérine plus intense qu'à l'état normal

---

(1) *Loc. cit.*
(2) *Loc. cit.*

et prédisposent par suite davantage la vessie aux troubles déjà énumérés.

Boissard rapporte l'observation d'une chlorotique ordinairement bien réglée qui eut, à l'occasion d'une éruption herpétiforme très étendue, un retard de règles accompagné de congestion généralisée. En même temps elle fut prise d'envies d'uriner toutes les demi-heures. Les mictions étaient douloureuses, accompagnées d'une sensation de cuisson persistant un peu le reste du temps. Les urines étaient d'ailleurs claires. Bientôt les règles réapparaissant, les troubles cessèrent et la miction n'eut plus lieu que toutes les cinq heures.

Churchill et Leblond disent avoir trouvé la vessie irritable chez des vierges atteintes de dysménorrée ou de ménorragies sans lésion organique de l'utérus.

Mais si la menstruation amène ainsi des phénomènes morbides sur une vessie saine, ses effets sont bien plus néfastes encore lorsque le réservoir urinaire est déjà plus ou moins gravement atteint ; et tout le monde s'accorde à dire que, chez presque toutes les femmes, les affections vésicales sont aggravées au moment des règles. Parfois l'influence est passagère, comme nous le voyons dans une intéressante observation de Bourguignon (1), qui a soigné une malade atteinte d'une névralgie du col vésical, augmentant beaucoup d'intensité pendant les règles et se traduisant par un ténesme douloureux et des envies d'uriner toutes les cinq ou dix minutes. De plus, elle se propageait au col

---

(1) BOURGUIGNON. *Union médicale*, 1860, t. V, p. 518.

utérin. L'époque passée, l'utérus était débarrassé et l'irritabilité vésicale revenait à des proportions plus supportables.

Déjà Laugier avait vu « très souvent la névralgie vésicale subir une recrudescence à chaque époque menstruelle ». Il a même observé « des cas où l'affection cédait peu après la cessation des règles et revenait à l'époque suivante pour cesser de nouveau. »

Monod (1) constate que les symptômes des cystites subissent une exacerbation au moment des règles.

Il faut remarquer que dans la plupart des cas de cystite, contrairement à ce qu'on observe dans les névralgies simples sans substratum anatomique, la rétrocession ne se fait pas toujours complètement après les règles, et chaque période cataméniale marque un sensible progrès de la maladie. C'est un point sur lequel M. le Pr Guyon insiste volontiers et c'est ce qui fait que Bernadet disait avec désespoir : « Le traitement le plus rationnel vient échouer chez une jeune femme menstruée ; la fonction si importante de l'ovulation spontanée détruit chaque mois les effets bienfaisants de la thérapeutique la plus sage et déjoue sans cesse, décourage même les efforts soutenus du médecin le plus dévoué. » Aujourd'hui encore, malgré les progrès de l'antisepsie et la connaissance plus complète des maladies des voies urinaires, on est obligé de poursuivre avec beaucoup de persévérance et de régularité les cystites des femmes réglées si l'on veut venir à bout de l'affection.

---

(1) *Ann. gynéc.*, 1880.

Il faut noter aussi que les tumeurs vésicales don
nent plus de sang, que les pierres sont plus douloureuses au moment des époques cataméniales.

On sait enfin combien les inflammations vésicales
ont une tendance à la récidive. Eh bien, il n'est pas
rare de voir chez des femmes guéries depuis déjà
longtemps de leur cystite une hématurie légère se
produire au moment des règles. Il ne faut d'ailleurs
pas confondre cette hématurie pathologique avec
l'hématurie supplémentaire dont nous parlons plus
loin.

Mais s'il est vrai que le flux menstruel a une grande
action sur la vessie lorsque les règles partent d'un
utérus sain, il ne faudrait pas croire qu'elles restent
indifférentes lorsque la matrice est malade. En effet,
nous verrons chemin faisant dans ce travail que chaque
affection utérine (névralgie, inflammation, vice de position...) qui retentit en temps ordinaire sur la vessie
donne lieu au moment des règles à une véritable
exacerbation des symptômes morbides.

Il semblerait légitime de penser que la vessie main-
tenue sous le joug des fonctions utérines pendant la
vie génitale de la femme devrait en être libérée enfin
au moment de la ménopause. Mais il n'en est rien et si
au lieu de se leurrer d'une apparence de raisonnement
on examine les choses plus au fond, on s'aperçoit au
contraire, comme nous le verrons plus loin, que l'absence
de cet écoulement sanguin habituel, de cet « émonctoire », comme auraient dit nos prédécesseurs, donne
lieu dans tout le petit bassin à des congestions passives
qui ne manquent pas de retentir sur la vessie et de la

prédisposer à l'affection pour le moment où une occasion favorable se présentera.

Les auteurs ne sont pas d'accord sur les cystites liées à la ménopause.

Civiale nous dit que « à l'époque de la ménopause les catarrhes de la vessie sont fréquents, graves et opiniâtres. » Boissard trouve que c'est aller trop loin. S'il admet parfaitement qu'une cystite soit aggravée et plus rebelle au traitement du fait qu'elle survient à l'époque où la menstruation disparaît, il ne pense pas en revanche qu'on puisse observer de cystite liée à la ménopause. Ce n'est pas là l'opinion de Monod, lequel cite en effet les observations qui semblent montrer d'une façon péremptoire que si l'arrêt de la fonction menstruelle ne se fait pas sans encombre, si elle donne lieu à quelques secousses dans l'organisme comme cela se voit couramment, elle peut facilement faire naître une cystite souvent assez longue à guérir et parfois rebelle aux traitements les plus rationnels ; c'est cette cystite des vieilles femmes que connaissaient surtout les anciens chirurgiens.

D'autres phénomènes ont été notés après la ménopause ; ce sont par exemple les hémorragies supplémentaires qui se font par la vessie. Notons en passant que ces hématuries supplémentaires peuvent se produire même pendant les règles ; mais comme elles reconnaissent en somme la même pathogénie que les premières, nous n'avons pas jugé utile de les traiter dans un chapitre à part.

Ces hématuries sont parfois assez abondantes pour colorer notablement l'urine ; mais il est à présumer que si l'on examinait microscopiquement cèrtaines urines excrétées au moment des règles on découvrirait encore assez souvent des globules sanguins dénotant ce que M. Legueu appelle une hématurie microscopique.

Civiale (1) disait à propos de ces phénomènes visibles à l'œil nu : « L'hématurie périodique, surtout lorsqu'elle est déjà ancienne, présente une circonstance remarquable ; elle n'incommode pas la malade, elle ne la fait pas souffrir. Le sang qui s'échappe d'abord est presque pur, notamment si le flux a lieu avec rapidité ; à mesure que celui-ci se ralentit, le liquide devient moins rouge, prend une teinte noirâtre et se mêle à l'urine qui peu à peu reprend sa couleur normale. » Il ajoute qu' « on a vu, et Chopart en cite un exemple, des femmes qui, aux époques menstruelles, avant, pendant ou après l'apparition des règles, étaient atteintes d'une hématurie offrant d'ailleurs des différences infinies, relativement à la quantité du sang et à la marche de l'écoulement... On cite des femmes qui ont rendu ainsi des quantités énormes de sang par l'urètre sans que la constitution en souffrît. » S'il était permis de mettre en doute l'autorité d'un observateur comme Civiale, on pourrait s'étonner de ce qu'il semble avoir eu connaissance de si nombreux cas d'hématuries supplémentaires ; car des recherches dans la littérature médicale ne donnent que bien peu de résultats à cet égard.

------

(1) T. III, p. 386.

Mais n'aurait-on pas le droit de douter de l'origine vésicale de ces hématuries supplémentaires et d'alléguer que ces hémorragies que nous attribuons à la vessie peuvent parfaitement venir du rein ? Le fait n'est pas impossible en effet dans certains cas ; mais outre que dans la plupart des observations les hématuries ont le caractère d'hématuries vésicales, il faut remarquer que la vessie a bien plus de motifs que les reins pour être congestionnée au moment de l'afflux sanguin dans l'utérus et dans la région qui l'environne.

Nous rapprocherons de ces hématuries supplémentaires de la ménopause naturelle un cas de de Marsi publié l'année dernière dans la *Policlinique de Rome*. Cet auteur relate l'observation d'une femme qui, après avoir subi une hystérectomie vaginale totale, était en quelque sorte réglée par la vessie.

A ce propos nous avons interrogé un assez grand nombre de femmes hystérectomisées depuis plusieurs mois ou plusieurs années. Nous n'avons recueilli à cet égard aucun document intéressant.

Celles dont la miction était gênée autrefois sont en général débarrassées de cet inconvénient après leur opération, les autres n'ont rien remarqué ; enfin, au moment où devraient apparaître leurs époques, celles qui se plaignent portent plutôt leur attention sur les phénomènes généraux (bouffées de chaleur, etc...) que sur la vessie, laquelle ne présente aucun symptôme marquant.

Maintenant que nous connaissons tous les accidents qui peuvent survenir à la vessie par l'influence de la menstruation, de son début, de sa terminaison, voyons quelle est la cause intime qui les produit. Est-ce l'écoulement sanguin lui-même qui par un mécanisme inconnu amènerait ces perturbations ? Évidemment non, car on pourrait peut-être expliquer d'une façon superficielle ce phénomène chez des femmes réglées, mais que dire alors des troubles de la ménopause ?

Tous les retentissements occasionnés à la vessie par les règles ou au contraire par l'absence de l'écoulement menstruel (accidentellement retenu ou définitivement arrêté) sont dus à la congestion.

En effet, à ce moment-là les vaisseaux du petit bassin sont très dilatés ; les sinus utérins étant gorgés de sang, l'organe arrive à doubler son volume normal ; pour peu qu'il soit enflammé ou qu'une déformation de son axe, comme une antéflexion, vienne empêcher le facile écoulement des menstrues, la congestion devient alors violente et il est facile de se rendre compte que la vessie sera le premier organe à en souffrir, étant données les nombreuses connexions veineuses qui l'unissent à l'utérus. Pour peu qu'elle soit prédisposée ou déjà malade, la vessie sera une proie facile aux douleurs et même aux infections, car, ainsi que M. le Pr Guyon l'a bien montré, les conditions principales pour réaliser une cystite sont : la congestion et l'agent infectant. Ce dernier facteur étant toujours prêt, il ne reste à examiner que la congestion.

Or, si on analyse avec soin les symptômes, on constate que c'est surtout avant l'apparition de l'écoulement sanguin et lorsqu'il se fait avec difficulté que se montrent la fréquence des besoins, les épreintes, le ténesme, les hématuries,... etc., phénomènes qui cessent parfois au moment de l'arrivée du sang. Dans d'autres cas, c'est l'arrêt brusque des règles qui, amenant la congestion par la suppression de l'émonctoire, donne lieu aux différents troubles vésicaux.

Pour s'en convaincre, il suffit de lire les observations qui précèdent et les suivantes.

Bernadet relate les deux faits suivants, à propos de l'influence des règles sur les cystites.

OBSERVATION I

Avant l'apparition de l'écoulement sanguin, il y a des souffrances plus intenses dans la miction qui devient aussi plus fréquente. Les urines sont brûlantes, la miction s'effectue presque à chaque instant et n'amène qu'une excrétion fort douloureuse de quelques gouttes.

OBSERVATION II

Bien que chez cette jeune femme la menstruation ait fatale ment disparu, la malade a affirmé de la façon la plus positive que chaque mois, à une certaine période, sa maladie prenait un degré d'acuité des plus manifestes et parfois très considérable.

On voit que dans le premier cas les douleurs augmentent avant que le sang ait paru ; dans l'autre les règles n'ont pas lieu, mais la femme étant encore jeune, il est à présumer que c'est justement au moment de la période cataméniale qu'elle éprouve les exaspérations de symptômes dont parle Bernadet.

N'avons-nous pas d'ailleurs un exemple frappant d'un fait entièrement analogue dans le flux hémorroïdal que les anciens, avec une certaine raison, craignaient tant de voir supprimer à cause des congestions pelviennes qui pouvaient en devenir la conséquence.

CHAPITRE II

Malformations de l'utérus. — Incontinence d'urine. — Cas d'Albarran.

En commençant l'étude de l'influence nocive des maladies de l'utérus, sur la vessie, nous citerons un exemple qui montre que les malformations peuvent avoir un grand intérêt au point de vue qui nous occupe et qu'elles seraient peut-être plus communément constatées si on recherchait davantage la cause intime de certaines affections vésicales.

En 1895, M. le P^r agrégé Albarran a fait une intéressante leçon clinique sur une incontinence d'urine liée à une malformation de l'utérus. Voici le résumé de ce cas tout particulier.

Il s'agit d'une jeune femme de 19 ans, mal développée, marquant à peine 14 à 15 ans et entachée d'une hérédité névropathique. A 13 ans, elle fut réglée pour la première fois; mais la menstruation eut de la peine à s'établir et une incontinence d'urine s'installa progressivement chez elle, devenant bientôt absolue. Cependant, il faut noter que si la malade perdait tout le contenu de sa vessie lorsqu'elle était debout, elle n'urinait pas et ne mouillait pas son lit pendant la nuit; le matin en se levant elle ressentait, comme tout le monde, le besoin d'uriner.

Les traitements ordinaires (électricité...) restant sans résultat, M. Albarran pratique un examen approfondi et constate les faits suivants : le cul-de-sac vaginal antérieur n'existe pas ; l'utérus est petit et en forte antéflexion ; l'urètre et la vessie paraissent normaux ; le liquide qu'on y injecte y reste contenu tant que la malade est couchée, mais elle le perd dès qu'elle se lève. L'examen cystoscopique montre une muqueuse saine dans tous ses points, mais il existe un bourrelet notablement saillant à 1 centimètre en arrière du muscle interuretéral ; plus loin la surface interne de la vessie présente un enfoncement, un bas-fond au lieu de la surface plane qu'on voit dans l'état normal.

M. Albarran pensa que la paroi postérieure de la vessie était anormalement adhérente à la face antérieure de la matrice et il supposa que dans la position couchée le bas-fond de la vessie était entraîné en arrière par l'utérus, lequel organe basculant en avant dans la station debout attirait fortement la paroi postérieure de la vessie, maintenant par ce mécanisme le sphincter béant.

Une habile intervention par la voie vaginale permit de décoller l'adhérence et la jeune femme guérit complètement de son infirmité.

Si, comme le fait remarquer M. Albarran, on approfondissait davantage l'examen de certaines incontinences d'urine au lieu d'abandonner à leur triste sort les malades auxquelles les traitements habituels n'ont pas réussi, il est à croire que l'on aurait à enregistrer un certain nombre de cas analogues au précédent.

Cela n'aurait pas simplement le résultat tout platonique d'enrichir la nosographie, mais apporterait à bien des malheureuses le soulagement sinon la guérison complète d'infirmités déplorables qui rendent une existence inutile et désolée.

CHAPITRE III

Métrites. — Polypes muqueux. — Névralgies vésicales. Cystites.

Avant d'entamer le chapitre du retentissement des inflammations utérines sur la vessie, débarrassons-nous d'abord de la métrite aiguë.

C'est une lésion rare et d'un pronostic sérieux. L'utérus est souvent pris tout entier par l'infection et si on observe fréquemment de vives douleurs sur la vessie, leur importance se trouve effacée par les lésions des organes qui entourent l'utérus, ovaires, trompes, tissu cellulaire périutérin et même péritoine pelvien qui sont rapidement envahis. On comprend que dans ces conditions l'influence de l'utérus sur la vessie ne soit pas suffisamment dégagée de celle de tous ces tissus enflammés pour que nous puissions nous en occuper ici. C'est un chapitre qui trouverait mieux sa place dans l'étude de la pelvipéritonite.

Quant à la cystite puerpérale elle n'appartient pas à notre cadre et d'ailleurs son existence propre est loin d'être démontrée, car les recherches de Blumm, Rovsing Winter... ont prouvé que le streptocoque n'y prenait aucune part et que ces infections produites par le staphylococcus pyogenes provenaient non pas directement de l'utérus, mais des traumatismes de l'accouchement, des sondages pratiqués à sa suite, de l'écoulemént lochial et, dans un autre ordre d'idées, du rein lui-même.

Pour faire l'étude des effets nocifs produits sur la vessie par les métrites chroniques, est-il nécessaire de les diviser comme on le fait d'habitude en métrite du col, métrite du corps, endométrite, métrite parenchymateuse, métrite hémorragique, etc... ?

Nous ne le pensons pas, car ces divisions sont faites d'après la forme des symptômes ou d'après la localisation de la lésion inflammatoire et non d'après sa nature. Or, ce qui importe ici, c'est de savoir qu'à côté de la vessie, il y a un organe enflammé qui peut être pour elle une cause de troubles et les infections chroniques de l'utérus sont en somme de nature assez semblable pour qu'on puisse en faire l'étude dans un même chapitre.

Nous dirons seulement que *plus la métrite est intense, plus on risque de voir apparaître des troubles vésicaux (névralgies ou cystites) ; mais ceux-ci peuvent se produire avec des métrites insignifiantes.*

La pollakiurie, la fréquence des besoins, leur exigence plus grande est un fait extrêmement commun chez les femmes atteintes de métrite, et un très grand nombre d'entre elles ne se plaignent que de perles blanches et d'envies impérieuses d'uriner, plus intenses au moment des règles. Des faits aussi banals ne doivent pas nous arrêter davantage ; il suffit de passer dans un service de gynécologie pour les constater par soi-même et de lire un article sur les métrites pour voir signalés ces symptômes que Pozzi a du reste si bien étudiés avec le syndrome utérin.

Les névralgies vésicales méritent plus d'attention,

parce qu'elles sont moins communes, et surtout parce qu'elles tourmentent assez les malades pour que celles-ci viennent en réclamer le soulagement.

Ces névralgies présentent dans leur façon d'être des modalités bien différentes :

Dans les formes les plus légères ; les malades éprouvent au niveau du col vésical une sorte de pesanteur, de malaise qui donne naissance à des besoins assez rapprochés ; la satisfaction de ces besoins est un peu pénible et ne laisse pas après elle ce bien-être, ce soulagement qu'on ressent à l'état normal ; c'est ce degré de névralgie vésicale que les Anglais ont visé dans le « irritable bladder ».

Charles Bell avait donné le nom de cystéréthisme à une forme plus douloureuse de névralgie. Le ténesme vésical amène des besoins toutes les cinq ou dix minutes, la miction se fait grâce à des efforts pénibles, et il ne sort que quelques gouttes d'urine.

Quand la névralgie vésicale affecte une forme vraiment grave, les femmes ressentent à peu près constamment sur le col de la vessie de violentes douleurs qui se propagent tout le long du canal de l'urètre. Au milieu d'un ténesme constant les malades ont sans cesse des besoins difficiles à satisfaire car, dit Fauquez, « le col de la vessie, contracté, s'oppose à la sortie de l'urine ou ne laisse passer malgré les plus violents efforts qu'un jet filiforme, interrompu et sans projection. La douleur persiste souvent après pouvant donner lieu à de véritables crises ». Les malades ont parfois une sensation de corps étranger pouvant faire croire à un calcul. On voit aussi quelques gouttes d'urine rendues devenir sanguinolentes à la suite des efforts de miction. Il faut ajouter enfin que le cathétérisme n'est pas facile et que les sondes les mieux choisies, c'est-à-dire d'un volume suffisant ont quelquefois de la difficulté à passer si l'on n'a soin de porter sur le col vésical un médicament anti-spasmodique.

D'autres fois les phénomènes sont moins tenaces et la névralgie vésicale se comporte comme beaucoup d'autres névralgies, c'est-à-dire paraît, disparaît et reparaît sans cause.

Notons que ces névralgies peuvent se propager aux grandes et aux petites lèvres, au méat urinaire, à l'orifice du vagin, à l'anus ; mais il s'agit le plus souvent dans ces cas d'une localisation de l'hystérie analogue à celles que l'on constate sur les annexes ou l'utérus sains et que nous ne traiterons pas ici, car ce sont des névroses qui ne font pas à proprement parler partie des affections utérines.

Nous donnons ici parmi les observations que nous avons pu lire celles qui nous ont paru les plus nettes.

OBSERVATION DE CIVIALE (1)

Chez une femme de 28 ans, la névralgie du col de la vessie coïncidait avec un léger gonflement du col utérin, mais, pas assez développé pour attirer d'abord l'attention. Divers traitements furent inutiles ; la malade vint à Paris, j'appliquai le traitement ordinaire des névralgies, mais le résultat demeura incomplet. Ce fut alors seulement que je reconnus l'état maladif du col de la

------

(1) T. III, p. 64.

matrice. De légères cautérisations avec le fer rouge produisirent
de bons effets.

Observation de Chaleix

Nous avons eu l'occasion de voir une jeune femme, mère de
deux enfants, atteinte de métrite avec hypertrophie du col. Il se
produisait chez elle des accès de cystalgie non continus revenant
irrégulièrement plusieurs fois par semaine et caractérisés par une
douleur spontanée siégeant en arrière du pubis et existant en
dehors même des mictions, par des envies fréquentes d'uriner
semblables à de véritables épreintes. L'urine était claire, limpide,
et ne présentait aucune altération. Au moment des règles ces
accidents devenaient plus intenses et presque continus. Il existait
un léger degré d'antéversion utérine ; pas d'hémorroïdes. Le cathétérisme ne fut pas pratiqué.

Observation de Lawrence

Une malade avait des mictions fréquentes et douloureuses
sans que cependant l'état de ses urines fut modifié. Le col utérin
était granuleux et douloureux au toucher ; une application d'acide
nitrique suffit pour amener sa cicatrisation et du même coup les
troubles urinaires disparurent complètement.

Observation d'Upshur

Une femme souffrait de toute espèce de maux comme les
femmes de la Bible. On avait diagnostiqué chez elle la pierre
compliquée de cystite chronique ; elle avait de plus une métrite
hémorragique assez intense. Après un examen sérieux, je pus me
rendre compte qu'il n'y avait aucune lésion de la vessie : je fis le
traitement de la métrite et la patiente guérit de ses douleurs vésicales dans un temps relativement court.

Upshur cite encore un cas intéressant que nous
verrons plus loin et il ajoute qu'il pourrait multiplier

les observations dans lesquelles la métrite chronique se retrouve comme la cause de pareils troubles dans la vessie.

Hartmann rapporte, dans son travail sur les névralgies vésicales, l'exemple d'une femme atteinte d'endométrite et chez laquelle la fréquence et la douleur des mictions disparurent à la suite d'une cautérisation intra-utérine.

Des affections voisines de la métrite et marchant généralement de pair avec elles peuvent aussi donner lieu à des névralgies vésicales : ce sont les ectropions, les ulcérations et les déchirures du col. Quant à ces dernières, sans leur attribuer, comme Emmet, une importance prépondérante, on doit dire qu'elles sont, comme l'a bien démontré Pozzi, le point de départ de bien des névroses réflexes telles que sphinctéralgie anale sans fissure, coccygodynie, névralgies fémorocutanées, névralgies intercostales, gastriques, faciales... Il n'est donc pas surprenant que ces déchirures du col puissent aussi facilement amener des cystalgies.

Quant aux effets produits par les ectropions et les ulcérations du col, ils sont bien relatés dans certains traités (Churchill et Leblond, par exemple), mais les auteurs ne citent aucun cas et il nous semble nécessaire d'en donner des exemples :

Observation de Fauquez

Mme V..., âgée de 31 ans, mère de deux enfants dont le dernier est né il y a dix-huit mois, réglée régulièrement, est atteinte d'une métrite parenchymateuse chronique due à un arrêt de régression après son accouchement. Elle avait, lorsque j'ai com-

mencé à la soigner, un utérus gros et lourd, en antéversion
accentuée, avec un col ramolli frottant sur le plancher vaginal.
La cavité utérine mesurait o^m,08 et demi. L'examen au spéculum
permettait de constater l'existence d'un ectropion double des
lèvres du col qui étaient devenues le siège d'une ulcération fon-
gueuse de la dimension d'une pièce de deux francs.

D'un côté les scarifications suivies de badigeonnage au per-
chlorure de fer ont amené une amélioration notable dans l'ulcération, de l'autre les applications de courants continus ont diminué
le volume de l'utérus et l'état congestif de l'appareil utéro-ova-
rien en favorisant la régression et activant la circulation ; mais
l'ectropion est toujours volumineux et provoque quelquefois de
violentes crises de névralgie lombo-abdominale s'irradiant dans
les membres inférieurs. J'avais agité avec la malade la question
d'agir énergiquement au moyen d'une opération consistant dans
la destruction de l'ectropion par l'ignipuncture, lorsqu'à la suite
d'une fatigue sérieuse, elle fut prise tout à coup de violentes
douleurs au moment de la miction.

Celle-ci était extrêmement pénible et rendue parfois presque
impossible par suite des contractions douloureuses qu'elle éprou-
vait au niveau du col de la vessie.

Instruit par l'expérience, je fis immédiatement des pointes de
feu au niveau des troisième et cinquième vertèbres lombaires ; les
contractures et surtout les douleurs diminuèrent sensiblement et
à la quatrième application elles avaient complètement disparu.

Bien que cette observation contienne des éléments
nombreux (métrite, hypertrophie du col, ectropion,
ulcération) qui ont pu agir sur la cystalgie, nous avons
tenu à la donner pour deux raisons : d'abord on ne peut
nier que l'ectropion et l'ulcération ne soient pour une
bonne part dans la genèse de l'irritation vésicale et, de
plus, on y voit noté un mode nouveau de traitement sur
lequel nous devons revenir plus loin.

Observation d'Upshur

Une femme souffrait depuis longtemps de troubles d'irritation vésicale. Elle présentait en même temps un eczéma à peu près généralisé. Du côté de l'utérus elle avait des pertes blanches avec une endométrite cervicale et une ulcération du col. Le traitement utérin pratiqué seul suffit à guérir les troubles urinaires.

Par ces exemples, il est bien établi que la névralgie vésicale se trouve d'une façon qui n'est pas exceptionnelle dans les métrites et les affections inflammatoires du col utérin.

Quelle est sa pathogénie ? Les uns, comme Upshur, veulent que ce soit un réflexe parti de l'utérus qui, irritant le système nerveux central, vient faire sentir son retentissement sur la vessie. D'autres, plus nombreux peut-être, attribuent le plus grand rôle à la congestion apportée à la vessie par l'inflammation utérine qui donne lieu à une vasodilatation plus ou moins considérable dans tout le petit bassin, gorge de sang les parois de la vessie et excite par ce moyen les terminaisons nerveuses qui y sont contenues.

Il faut, en réalité, admettre les deux mécanismes et si, dans l'ulcération, l'excitation réflexe remplit le plus grand rôle, dans la métrite la congestion aura plus d'importance. En somme, on peut réunir les deux causes en disant que l'irritation nerveuse ayant comme point de départ l'utérus se réfléchira de préférence sur la vessie, devenue un lieu de moindre résistance grâce à la congestion que lui communique l'état de la matrice enflammée.

Mais l'innervation de la vessie n'est pas toujours

seule atteinte dans les affections utérines et il n'est pas rare de voir les métrites donner naissance à des cystites d'autant plus rebelles que la matrice est elle-même plus malade et surtout plus négligemment traitée.

Depuis déjà longtemps, le Pr Guyon avait énoncé que la cystite dite primitive de la femme était souvent une cystite génitale et, les yeux étant ouverts sur ce point, le cadre des cystites en rapport avec une affection utérine s'était considérablement agrandi. Il était de notion courante que l'inflammation de la matrice accompagne parfois les cystites. Les observations ne manquent pas, en effet, dans lesquelles une malade atteinte de métrite commence un jour ou l'autre à se plaindre de la vessie et à rendre des urines qui déposent d'abord légèrement dans le bocal, puis deviennent bientôt sanguinolentes et chargées de pus. Mais la difficulté consistait à montrer la corrélation étroite existant entre les deux lésions utérine et vésicale.

En 1892, Reblaud a fait une thèse importante dans laquelle il a étudié avec soin la pathogénie de ces cystites. Il a montré que les bactéries, telles que le staphylococcus albus et le bacterium pyogenes, qui sont les hôtes habituels du vagin, se retrouvaient dans la vessie, où ils avaient été transportés à travers l'urètre par l'écoulement leucorréique. Il faut ajouter que, malgré l'absence du gonocoque dans la vessie, celui-ci sert souvent à exalter la virulence des microbes qui sont les agents directs de la cystite.

Un travail très intéressant, publié en 1893 par Reymond, est venu compléter celui de Reblaud en montrant que l'infection pouvait, pour atteindre la

vessie, choisir une autre voie que la voie vagino-urétrale. Le travail de Reymond se compose de deux
parties : la première comprend les observations cliniques, la seconde les expériences.

Dans toutes ses observations, sauf une, le microbe
trouvé dans l'utérus et dans la vessie de la femme était
le même ; le plus souvent l'urobacillus liquefaciens,
d'autres fois un coccus. Dans presque chaque cas, le
traitement de la métrite a suffi pour amener la guérison
de la cystite. Pour en donner des exemples : il parle,
dans sa septième observation, d'une femme atteinte
d'une métrite, bientôt suivie de cystite. Le traitement
direct de la cystite resta sans résultat et la guérison
complète fut obtenue par le curetage de l'utérus. Sa
neuvième observation relate l'histoire d'une femme dont
la métrite était presque ignorée et se traduisait seulement par quelques pertes blanches. La malade avait en
même temps une cystite très douloureuse qui, après
s'être montrée rebelle à tous les traitements directs,
guérit spontanément après le curetage utérin.

Si on joint à cela que le microbe était le même dans
la vessie et l'utérus, on voit que ces observations sont
très concluantes. Il restait cependant à démontrer que
ces microorganismes n'avaient pas pénétré par la voie
vagino-urétrale, mais que l'infection s'était bien faite
à travers les parois de l'utérus et de la vessie, probablement au-dessous du péritoine ; c'est ce que démon-
trent les expériences de Reymond.

Chez le chien et chez le lapin, il a injecté au-dessous
du péritoine, dans le tissu cellulaire qui entoure la
vessie, une culture ne donnant pas naissance à un

foyer trop infectieux, afin qu'on ne pût attribuer à des phénomènes généraux l'inflammation vésicale. Pour réaliser la deuxième condition d'infection, la congestion, Reymond a déterminé la rétention d'urine en liant la verge. Or, dans la métrite, nous voyons réalisées ces deux conditions : un foyer infectieux, l'utérus, et la congestion apportée par l'organe enflammé, surtout au moment des règles. Donc, le succès des expériences de Reymond démontre d'une façon péremptoire que l'utérus peut infecter la vessie à travers ses parois et sans passer par l'intermédiaire du vagin et de l'urètre.

Du reste, à peu près à la même époque, Wreden a obtenu des résultats expérimentaux tout à fait semblables ; mais au lieu d'injecter une culture, il se contentait de faire subir au rectum des animaux un traumatisme qui créait à la fois la congestion et le foyer infectieux au voisinage de la vessie.

A côté des métrites chroniques nous placerons un fait particulier et dû à une lésion que presque tous les auteurs s'accordent aujourd'hui à ranger parmi les inflammations chroniques : le polype muqueux de l'utérus. Tuffier rapporte dans sa thèse le fait suivant :

Une femme de 58 ans, n'étant plus réglée depuis 7 ans, se plaignait depuis 5 mois d'avoir des besoins plus fréquents ; revenant toutes les demi-heures le jour et cinq ou six fois pendant la nuit. La miction était douloureuse surtout au moment de l'issue des dernières gouttes. Depuis trois mois, il y avait à peu près tous les deux jours du sang dans les urines.

La malade étant venue à ce moment à la consultation de Necker, on examina son urine qui contenait du pus et du sang. L'exploration de la vessie donnait un résultat négatif. Le diagnostic porté fut : cystite a frigore probable et on la traita par la thérébentine et des instillations. Quinze jours après, l'état s'était tellement aggravé (langue sèche, peau chaude, urine chargée de pus) que la malade fut hospitalisée immédiatement. En la touchant le lendemain, on sentit un petit polype muqueux pédiculisé à la lèvre postérieure. M. Guyon enleva ce polype par torsion. Le seul traitement institué fut : des injections vaginales et le repos au lit. Un mois après, la malade était en voie de guérison.

Y avait il eu là une influence simplement congestive par le polype, l'infection venant de l'extérieur, ou bien le polype lui-même avec la métrite chronique qui l'accompagnait nécessairement, si limitée qu'elle fût, ont-ils été vraiment la cause unique de l'infection ? C'est là une question discutable, mais quoi qu'il en soit le fait en lui-même est des plus intéressants ; c'est pourquoi nous avons cru utile de le rapporter.

CHAPITRE IV

**Rôle exagéré des antépositions. Rétroversion. —
Hypertrophie du col simulant le prolapsus.**

C'est faire en quelque sorte une dissection artifi-
cielle que de présenter dans un chapitre à part l'influence des déplacements et des déformations de l'utérus
sur le réservoir urinaire. On ne devrait pas dans une
étude de pathogénie séparer des éléments presque toujours intimement liés en clinique. Or, nous savons que
s'il est vrai que l'on rencontre souvent isolée la métrite
chronique, les versions et les flexions de l'utérus sont
presque toujours accompagnées d'un degré plus ou
moins avancé de métrite. Il est cependant nécessaire
pour la clarté du sujet et l'exposé de la pathogénie des
symptômes, de considérer séparément des vices de
position de l'utérus, devrait-on ensuite les réunir aux
métrites pour jeter un coup d'œil d'ensemble sur ce
complexus morbide.

On a donné jusqu'à ces derniers temps aux déplacements de l'utérus une place beaucoup trop prépondérante dans la genèse des troubles vésicaux. Une telle
causalité était en effet trop facile à concevoir pour n'être
pas facilement adoptée par les esprits ; et beaucoup en
sont restés à la formule de Valleix qui voulait que les
déplacements en avant, comprimant la vessie, causent

des troubles urinaires; tandis que les déplacements en arrière comprimant le rectum gêneraient la défécation. Des observations plus rigoureuses ont montré combien ces notions s'éloignaient de la réalité, ne tenant aucun compte des modifications apportées par le col et voyant toujours au contraire le fond porté en avant opprimer impitoyablement la vessie.

Nous laisserons de côté ici les déplacements latéraux qui ne sont généralement pas isolés et n'ont pas d'action spéciale sur la vessie, pour ne nous occuper que des antéflexions et antéversions, des rétroversions et des rétroflexions. On comprend que ces dernières n'agissent pas sur la vessie; car dans la rétroflexion pure, le col n'étant pas déplacé en avant, le corps seul vient comprimer le rectum dégageant ainsi davantage le réservoir urinaire.

Il n'entre pas dans notre cadre de décrire les accidents de strangurie, de violent ténesme, d'hématurie, etc., produits par l'antéflexion aiguë de Martin; elle survient en effet après les couches, l'utérus encore trop volumineux glissant dans le petit bassin; ces phénomènes appartiennent donc à l'étude de la vessie dans l'état puerpéral.

Ce que nous avons à étudier ici, c'est l'antéflexion chronique, celle que l'on constate chez un si grand nombre de femmes. Eh bien, dans l'antéflexion pure, l'utérus est petit, peu ou point hypertrophié, et par conséquent ne peut guère gêner le réservoir de l'urine; on observe bien quelque peu de dysurie chez certaines malades, mais parmi celles qui n'ont pas de métrite, beaucoup ne se plaignent pas de la vessie; il faut avouer d'ailleurs qu'elles ne se plaignent guère de l'antéflexion que l'on découvre souvent par hasard. D'autres ont simplement un peu de fréquence des mictions ; la vessie ayant quelques difficultés à se dilater lorsque l'urine la remplit. Deux points sont à noter dans l'antéflexion : c'est que la cloison vésicoutérine est dans certains diminuée d'épaisseur (1), ce qui pourrait peut-être favoriser l'infection de la vessie, si une inflammation utérine venait à se déclarer ; et comme deuxième point il ne faut pas oublier que dans les cas d'antéflexion marquée, les règles ayant de la peine à franchir le canal utérin, la congestion en est augmentée, d'où retentissement plus facile sur la vessie.

L'antéversion ne donne pas lieu à plus de troubles que l'antéflexion. Lawrence cite un cas d'antéversion aiguë chez une jeune femme qui, ayant sauté de son lit pendant ses règles, fut prise de rétention d'urine. Le fond de l'utérus était hypertrophié et abaissé en avant sur la vessie. On fut obligé pendant plusieurs semaines de pratiquer le cathétérisme deux fois par jour. La jeune femme finit par guérir progressivement d'une façon intégrale.

C'est d'ailleurs le seul cas bien net que nous ayons pu trouver de rétention d'urine causée par un simple déplacement de l'utérus non gravide et non fibromateux.

Des symptômes de cystalgie se rencontrent dans un certain nombre de cas d'antéposition (antéflexion ou

---

(1) Delbet. Traité de chirurgie de Duplay et Reclus.

antéversion) de l'utérus ; les phénomènes s'accentuent lorsque la malade se tient debout et se fatigue ; mais un pessaire approprié ou quelquefois une simple ceinture hypogastrique suffit à apaiser tous les symptômes.

Hartmann rapporte le cas d'une dame atteinte d'antéversion qui, par l'application d'un pessaire, faisait cesser à volonté les symptômes d'une névralgie vésicale contre laquelle on avait employé vainement tous les révulsifs.

C'est généralement un fond névropathique qui vient faciliter l'installation de cette petite névrose.

Au premier abord, la rétroversion semblerait ne pas devoir influencer la vessie puisque c'est justement la position qu'inflige à l'utérus le réservoir de l'urine pour se dilater au maximum. C'est ce semblant de raison qui avait trompé Valleix. Mais il faut songer que dans la rétroversion, si le corps utérin se porte en arrière, le col se porte en avant, que l'utérus souvent plus gros, plus pesant qu'à l'état normal et se trouvant dans l'axe du vagin au lieu de faire avec lui l'angle plus ou moins obtus de l'état normal, a une tendance à glisser en bas et en avant et vient presser sur le bas-fond de la vessie et le col vésical. En outre ce gros utérus s'enfonçant dans le bassin gêne un peu la circulation dans les plexus veineux ; il y a donc là, non seulement le traumatisme direct et continu du col utérin sur la vessie, mais encore une congestion passive qui accompagne les règles ou l'inflammation utérine et que nous avons eu maintes fois l'occasion de signaler. On comprend alors que les troubles utérins soient plus fréquents dans la rétroversion que dans les déplacements en avant et que la cystite puisse facilement s'emparer de l'organe qui subit à la fois compression et congestion.

En somme, on le voit, il convient de ne pas donner au seul déplacement de la matrice une trop grande place dans la pathogénie des troubles vésicaux et il faut penser avec Schultze que bien souvent ils se rattachent plutôt aux congestions dues à la métritequ'à l'irritation mécanique produite par l'utérus lui-même ; car ils disparaissent dans bien des cas, à la suite des seuls traitements dirigés contre la métrite.

On ne voit, en effet, que rarement les vices de position séparés de la métrite parce qu'ils sont causés par elle et qu'ils y prédisposent. Le court résumé suivant nous paraît représenter le type des observations de malades qui *souffrent du ventre* et présentent cette irritation vésicale à laquelle elles ne portent guère d'attention.

Une femme de 32 ans, couchée au lit 23 de la salle 3 de l'hôpital Péan, a fait une fausse couche il y a 4 ans. Elle est venue se plaignant de pertes blanches et d'envies fréquentes d'uriner ; elle est obligée de se lever 5 ou 6 fois par nuit. Les urines sont claires, la miction n'est nullement douloureuse. L'époque menstruelle apporte une légère augmentation dans tous ces symptômes. En outre, la malade est habituellement constipée. Le toucher est légèrement douloureux, le col porté en avant et le corps en arrière et à droite ; il y a en somme rétrolatéroversion et métrite.

Cette malade n'a pas encore été traitée mais il est probable que la guérison de la seule métrite suffira à dissiper en grande partie sinon complètement les troubles vésicaux.

CHAPITRE V

Hypertrophie du col; pseudo-prolapsus.
Rétention d'urine.

Nous ne parlerons ici ni de l'inversion utérine ni du prolapsus. L'inversion en effet est un accident consécutif à l'accouchement ou aux fibromes. Quant au prolapsus ce n'est pas à proprement parler une maladie de la matrice, mais bien de ses moyens de suspension et surtout de contention, c'est-à-dire principalement du périnée, et ce qu'il faut étudier, comme l'a dit Trélat, c'est : non pas le prolapsus utérin et ses conséquences sur la vessie, mais le prolapsus des organes génito-urinaires (utérus, vessie et parois vaginales) qui sont étroitement solidaires et qui descendent en même temps par suite de la déchirure du périnée qui ne peut plus les soutenir. D'ailleurs ce qui prouve combien la cystocèle est loin d'être causée par l'utérus, c'est qu'elle peut se produire plus ou moins longtemps après l'hystérectomie comme nous en avons récemment observé un exemple à l'hôpital Péan. D'ailleurs le fait est universellement connu et il n'est pas besoin d'y insister. Nous dirons seulement que parfois les douleurs vésicales, la fréquence des besoins rapportées au prolapsus sont dues seulement à la métrite, car la réfection vagino-périnéale ne suffit pas, si la métrite persiste, à faire disparaître les troubles de la miction ; et nous en connaissons un exemple intéressant observé en ville par M. le Dr Robin Massé, chirurgien adjoint à l'hôpital Péan.

Mais une lésion qui ressemble beaucoup au prolapsus et qui cependant appartient bien à la matrice, c'est l'hypertrophie du col.

Huguier a le premier, en 1539. décrit ces hypertrophies du col utérin ; Schröder les a divisées trop artificiellement, y faisant entrer deux espèces qui s'accompagnent souvent de prolapsus vrai et en tous cas se confondent avec lui au point de vue pratique. Nous ne parlons ici que de l'hypertrophie de la portion inférieure ou vaginale du col, le fond de l'utérus et les culs-desac vaginaux restant en place, et la cavité utérine étant augmentée de 3, 4, 5 centimètres et plus. On comprend qu'un col aussi développé soit une occasion de névralgies vésicales et même de cystites ; le fait est connu, mais ce qui l'est moins c'est l'accident auquel M. Delbet fait allusion dans une intéressante leçon clinique faite en 1894 à l'hôpital Laënnec et publiée dans la *Gazette hebdomadaire*. Il s'agit d'une femme ayant fait appeler son médecin pour la sonder parce qu'elle ne pouvait plus uriner. Le lendemain et les jours suivants la malade urinait spontanément ; mais le médecin constatait au niveau de l'hypogastre la formation progressive d'une tumeur. Le cathétérisme la fait disparaître. C'était une rétention d'urine chronique, la malade urinant par regorgement, et cet accident était évidemment occasionné par la compression produite par le col de l'utérus qui s'avançait jusque entre les petites lèvres de la vulve. La cavité utérine mesurait 12 centimètres.

A ce propos, M. Delbet rappelle les paroles de Trélat dans une clinique du 25 mars 1880.

« Cette affection s'est révélée d'une manière soudaine il y a un mois. Notre malade après son accouchement est restée vingt-six ans sans éprouver aucun phénomène particulier. Elle a eu un accès de rétention d'urine il y a un an et cet accident s'est montré de nouveau il y a près de deux mois, précédant par conséquent la constatation de l'allongement hypertrophique. Il est bien certain que la rétention de l'urine était un symptôme de cette maladie qui sans doute avait commencé à se développer depuis longtemps. »

Trélat indique que le col s'avance progressivement mais avec lenteur. Cependant il finit par butter contre quelque chose, le plus ordinairement contre la symphyse du pubis. On comprend que la vessie étant comprimée entre le col utérin et la symphyse pubienne il puisse survenir des troubles variés de la miction

On peut remarquer que dans ces quelques pages nous nous sommes abstenu le plus possible de donner des observations personnelles ; ce n'est point qu'elles nous aient fait défaut puisque l'idée d'un pareil travail nous a été suggérée par le nombre relativement grand de ce genre de malades que nous avons eu l'occasion d'observer. Mais beaucoup des points que nous avons traités reposent sur des questions de nuances et comme il est facile de se laisser entraîner à forcer les faits, nous avons préféré, ne traitant pas un sujet nouveau en pathologie, choisir nos observations parmi les auteurs connus et autant que possible anciens, comme Civiale, qui, étant peu prévenus sur un pareil sujet, nous abritent de leur valeur et de leur impartialité absolue.

4.

CONCLUSIONS

Quelles conclusions tirer de tout cela ? C'est que
l'utérus peut par ses fonctions physiologiques, ou par
ses états pathologiques les plus atténués, causer des
troubles variés du côté de la vessie, très rarement la
rétention et l'incontinence, mais fréquemment des névralgies et même des cystites rebelles,

Donc, dans tous les cas où la vessie d'une femme
sera malade, on devra tout d'abord se rendre compte
si la lésion n'est pas d'origine vraiment vésicale (corps
étrangers : calculs, tumeurs...) et si le résultat est négatif, il faudra porter son attention sur l'utérus ; mais on
ne doit pas s'en laisser imposer et croire toujours à une
cause utérine, car les annexes, le rectum, le tissu cellulaire périvésical sont eux mêmes susceptibles de provo-
quer des désordres vésicaux. En outre, des troubles de
la miction peuvent exister chez des hystériques, des
neurasthéniques, des malades atteintes d'entéroptose
ou de lésions rénales, telles que gravelle ou rein mo-
bile, ou même néphrite sans qu'on puisse le moins du
monde incriminer la matrice.

Le diagnostic étiologique étant dûment constaté on

passera avant tout au traitement de la lésion utérine ;
mais on devra se souvenir que l'adage « latin sublata causa
tollitur effectus », n'est pas toujours rigoureusement
vrai et il faudra traiter aussi la maladie vésicale d'une
façon rationnelle et ne pas oublier que, pour les névralgies, on a pu, après la guérison de l'utérus, obtenir des
succés complets en attaquant par des révulsifs le centre
du réflexe qui siège dans la moelle au niveau des troisième, quatrième et cinquième vertèbres lombaires.

Enfin, pour parer à l'influence néfaste des règles
on cherchera, à l'approche des époques menstruelles, à
décongestionner le bassin par des diurétiques, des lavements, des laxatifs légers, de grandes injections chau-
des et, s'il le faut, des saignées locales. Ce sera indispen-
sable pour arriver à guérir certaines cystites rebelles et
aggravées par la menstruation.

INDEX BIBLIOGRAPHIQUE

ALBARRAN. — Une nouvelle variété d'incontinence d'urine. *Ann. mal. org. gén. ur.*, 1895, p. 1057.

BERNADET. — De la cystite chez les femmes réglées. *Thèse*, Paris, 1865.

BOISSARD. — Études sur les troubles de la miction se rattachant aux divers états physiologiques et pathologiques de l'utérus. Paris, Delahaye, 1883.

BOURGUIGNON. — *Union médicale*, 1860, t. V, p. 518.

CHALEIX-VIVIE. — Des névralgies vésicales. *Thèse*, Paris, 1887-88.

CHURCHILL (Fletwood) et A. LEBLOND. — Traité pratique des maladies des femmes hors l'état de grossesse, pendant la grossesse et après l'accouchement. Paris, 1881.

CIVIALE. — Traité pratique sur les maladies des organes génito-urinaires.

DACHEUX. — La vessie irritable chez la femme. *Thèse*, Paris, 1894-95.

DELBET. — Traité de chirurgie de Duplay et Reclus, t. VIII. pp. 500 et suiv.

— Allongement hypertrophique du col de l'utérus et rétention d'urine. *Gaz. hebd. de méd. et de chir.*, 1894, p. 188.

ESCAT. — Des cystites rebelles chez la femme. *Ann. des mal. des org. gén. ur.*, 1897, p. 140.

FAUQUEZ. — Revue des maladies des femmes, juillet 1886.

FERRA. — Des cystalgies. — *Thèse*, Paris, 1860.

GERGAUD. — Des cystalgies et de leur traitement. *Thèse*, Paris, 1882.

GRATTERY. — Des troubles viscéraux d'origine menstruelle. *Thèse*, Paris, 1888.

GUYON. — Leçons cliniques sur les maladies des voies urinaires.

HARTMANN. — Des névralgies vésicales. Paris, Steinheil, 1889.

JACOBS. — La vessie irritable chez la femme. *Policlinique de Bruxelles*, 1896, p. 713.

KÜSTNER (prof. Otto). — Zur Prophylaxe und Therapie der Cystitis von Frauen. *Deutsche medizinische Wochenschrift*, mai 1883.

LABADIE-LAGRAVE et LEGUEU. — Traité de gynécologie médico-chirurgicale. Paris, Alcan, 1898.

LAUGIER. — Dictionnaire en 30 volumes. Articles « cystite » et « utérus ».

LAWRENCE. — On disorders of Micturition in Women. *The obst. J. of Great Britain*, 1880, t. VIII, p. 210.

—   *The Lancet*, 1881.

LEGUEU. — Relations pathologiques entre l'appareil génital et l'appareil urinaire chez la femme. *Ann. des mal. des org. gén. ur.*, juillet 1897.

LEROY D'ETIOLLES. — *Journal des connaissances médicales*, 1842, p. 196.

DE MARSI. — *Suppl. al Policlinico*, Roma, 1897-98, IV, p. 324. D'un caso raro di menstruazione supplementare della urocisti in seguito ad una isterectomia vaginale totale.

MONOD (Eug.) — Des cystites de la grossesse. *Ann. de gynéc.*, 1880.

NICOLL. — *Transaction of the obst. Soc. of New-York*, 1880.

NICOULEAU. — Traitement de la métrite chronique interne et de ses complications. *Thèse*, Paris, 1863.

POZZI. — Traité de gynécologie. Paris, Masson, 3e éd., 1897.

REBLAUD. — Étiologie et pathogénie des cystites non tuberculeuses chez la femme. *Thèse*, Paris, 1891-92.

Reymond. — Des cystites consécutives à une infection de la vessie à travers ses parois. *Ann. d. mal. d. org. gén. ur.*, avril-mai 1893.

Schultze. — Traité des déviations utérines.

Tuffier. — Du rôle de la congestion dans les maladies des voies urinaires. *Thèse*, Paris, 1884-85.

Upshur. — Vesical irritation in the Female. *Amer. J. of obst.*, 1883, t. XVI, p. 720.

Wreden. — Zur Ætiologie der Cystitis. *Centr. f. Chir.*, 1893, n° 27.

Zuckerkandl. — Ueber eine Forme der irritablen Blase beim Weibe. *Wiener medizinische Presse*, 1894, n°s 20 et 21.

CHARTRES. — IMPRIMERIE DURAND, RUE FULBERT.